MEMOIRE

CONCERNANT

LA SANTE' ET LA VIE

DE L'HOMME,

PRESENTE'.

AU PUBLIC

PAR Monsieur LACHAPELLE DE SORBAC, Docteur en Médecine de la Faculté de Montpellier.

Prix, 12. sols.

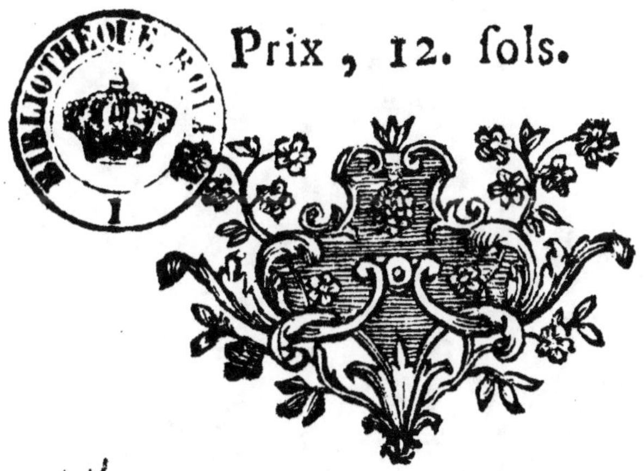

A DIJON,

Chez la Veuve de J. SIROT, Imprimeur de l'Académie des Sciences, Place St. Etienne.

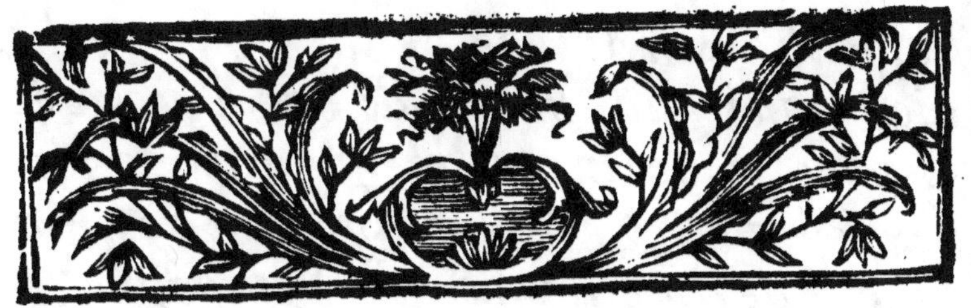

A MONSIEUR

DE

CHARTRAIRE,

Comte de Montigny , Seigneur de Bierre , Saint Aignan , Chavigny , Marcelois, Briany & autres Places , Tréforier Général des Etats de la Province de Bourgogne.

MONSIEUR;

L'offre que je fais au Public exige quelque chofe de plus que le zéle que j'ai de lui rendre mes services en qualité de Médecin ; c'eft MONSIEUR, votre aprobation qui en fera tout l'apui , & qui me mettra en bon prédicament dans l'esprit des Malades , si Vous voulez bien avoir la bonté de me l'accorder. Comme je ne travaille que pour le bien des Pauvres & le soulagement des Habitants de la Province de Bourgogne, je prends la liberté de vous la demander dans l'espérance, que vous ne me la refuserez pas. Vous leur ferez en cela une charité commune au-dessus de l'ordinaire, & les uns & les autres prieront le Seigneur pour votre prospérité & pour celle de toute votre Famille.

Comme tout le monde est persuadé que rien n'échape à vos lumieres, & que le bien public fait toute votre attention ; il ne faut pas douter, MONSIEUR, que votre aprobation ne me soit d'un grand relief dans cette occasion. Les Peuples mêmes vous en sauront bon gré , parce que l'offre que je leur fais n'a jamais été fait ni pensé. C'est le soulagement des personnes abandonnées des Médecins qui m'y engage, sans compter que je désabuserai par là, un nombre infini de petits génies qui croyent que l'Art de la Médecine ne roule que sur le hazard & les conjectures. Il est vrai que le Public est souvent une bête à plusieurs têtes qui ne raisonnent point ; mais quand ils verront que votre aprobation est de concert avec le zéle que

j'ai de leur rendre service, ils change-
ront d'opinion & de langage à l'égard
de la Médecine, qui est, sans contredit,
la plus belle & la plus utile des Profes-
sions qu'il y ait dans le monde.

D'ailleurs, MONSIEUR, tous ceux qui
ont l'honneur de vous connoître savent parfaitement que le bon esprit est héréditaire
dans votre Famille. Tous vos Ancêtres en
ont donnés des preuves convaincantes &
sans réplique. Les différentes Charges hono-
rables que vous avez occupé avec l'aplau-
dissement des Peuples, les belles Lettres,
les Mathématiques & même la Médecine que vous possédez, en font une preuve entiere de votre côté ; vous avez même encore aujourd'hui nombre de vos Parents qui se distinguent par leur mérite
dans un Parlement qui enseigneroit les
Loix à toute la Terre. Aussi cette réputa-
tion que la Renommée a pris soin de pu-
blier par tout, est parvenuë jusqu'aux
oreilles du Roy & de ses Ministres.

C'est pourquoi le Cardinal de Fleury
qui avoit une pénétration juste & qui
faisoit l'admiration de toutes les Cou-
ronnes, faisoit un grand cas de votre
mérite, & ne paroissoit jamais plus con-
tent que quand il avoit eu quelqu'entretien avec Vous ; il a même souvent parlé

de Vous au Roy, pour que vous en fus-
siez connu dans la suite. Ainsi votre ré-
putation est aujourd'hui si bien établie à
la Cour, qu'il ne faut pas douter qu'é-
tant fertile en expédients comme vous
l'êtes, le Roy dans un besoin n'eût re-
cours à vos conseils comme à ceux de ses
Ministres ; aussi l'estime que le plus
Grand Roy de l'Univers fait de Vous,
sert de régle & de loi à tous les hommes
pour vous accorder nécessairement la leur.

Un Homme de votre trempe & d'un
génie rare comme le votre, mériteroit de
durer pour le bien commun autant que la
source des Fleuves. Mais comme cela n'est
pas possible, je prie le Seigneur qu'il vous
conserve long-tems en parfaite santé, afin
que vous n'arriviez comme nos Patriar-
ches, à la fin de vos jours, qu'après une
longue & agréable vieillesse : plenus
dierum & in senectute bonâ, gen.
cap. 25.

J'ai l'honneur d'être avec un très-pro-
fond respect.

MONSIEUR,

Votre très-humble &
très-obéissant Serviteur
Lachapelle de Sorbac.

MEMOIRE
PRESENTÉ
AU PUBLIC.

PAR Monsieur LACHAPELLE DE SORBAC, Docteur en Médecine de la Faculté de Montpellier.

CEUX qui n'entendent pas la Médecine s'imaginent que c'est un Art qui ne roule que sur le hazard & les conjectures. Il est vrai que du premier coup d'œil les plus habiles Médecins se peuvent tromper ; mais les gens qui pensent bien , & même le Public qui n'épargne personne, rendront meilleur justice à notre Art , s'ils réfléchissent que les malades sont souvent la premiere cause de leurs erreurs , parce qu'ils déguisent souvent la nature des maux qui leur font une complication de maladies. Les uns savent que de pere en fils leur famille a toujours été affectée d'une maladie qu'ils n'osent déveloper. Les autres ont ruînés de longue main leurs entrailles & leurs viſceres par des débauches & des excès qui les empêche de joüir d'une parfaite ſanté. D'autres enfin ont eu dans le courant de leur jeuneſſe des maux particuliers dont ils n'oſent pas ſeulement dire la cauſe ni le nom à leur Confeſſeur dans le tems de Pâques. Sur ce principe il eſt aiſé de voir qu'il ne faut pas toujours blâmer les Médecins quand une maladie devient incurable entre leurs mains.

Toutes réflexions faites ſur les miſeres de la vie humaine, il faut convenir que l'homme eſt à plaindre d'être ſujet à tant de différentes maladies.

Mortales vario graſſantur tramite vitæ,
Mille modis homines miſeros, mors una fatigat.

Notre corps n'eſt qu'un tiſſu de vaiſſeaux du centre à la circonférence. Tous ces vaiſſeaux ſont pleins de liqueurs qui portent différens noms, quoiqu'elles puiſent toutes leur origine dans la même ſource, & nous ne vivons qu'autant que ces mêmes liqueurs y roulent & circulent bien. Toute la ſuperficie de notre corps eſt couverte d'un nombre infini de petits pores, qui font autant de petites cheminées par où la nature s'épure dans le tems de la tranfpiration. Tous ces pores & ces vaiffeaux font arrangés d'une maniere fi admirable, qu'il n'y que l'Auteur de la nature qui en fache bien l'ufage. *O altitudo fcientiæ Dei quam invefligabiles viæ ejus ! ad Rom. Ch. XI.*

L'économie admirable de cet arrangement nous fait bien voir que les parties folides & les liqueurs qui compofent notre corps, fouffrent différentes altérations fuivant le bon ou le mauvais ufage que nous faifons de nos paffions. Ainfi pour peu de réflexion que chaque Particulier faffe fur lui-même, il fera furpris de paffer 24. heures fans mourir.

Nafcentes morimur, finifque ab origine pendet;
Illa eadem vitam qua incohat hora rapit.

Cependant l'homme eft encore un de tous les animaux qui vit le plus ; & même il poufferoit fes jours beaucoup plus loin, s'il avoit la prudence de fe ménager. Les uns ont beau voir mourir leurs parents & leurs amis, ce trifte fpectacle ne les ramene pas de leurs égaremens. Ils vont au contraire toujours leur même train dans la débauche, parce que leur esprit & leur corps ne cherchent que ce qui les flate & les amuse.

Totus in omne genus vitiorum diffluit orbis ;
Sic mala perpetuis veniunt innexa catenis.

Pendant ce tems-là, ils contractent différentes maladies, & l'on ne s'aperçoit de la corruption du sang, que quand les mauvais levains qui s'y trouvent mélés sont en plus grand nombre que les principes qui le composent. Pour lors il en résulte d'abord une fermentation extraordinaire que nous apellons la fiévre ; & si ces mauvais levains y sont entremêlés d'une maniere que le sang du malade ne puisse pas les vaincre, il faut nécessairement que la mort les mette d'accord. Car quand la fiévre & le mal durent trop longtems dans le corps d'un malade, ils décomposent les principes de son sang & les détruisent. C'est pourquoi nous devons regarder tous les accès de fiévre comme des Batailles qui se font dans l'intérieur de notre corps, où les plus forts l'emportent, comme la Guerre d'aujourd'hui nous le fait voir entre les Allemands & les François.

Je ne prétend pas dire pour cela que toutes nos maladies roulent sur la fiévre, comme si les Médecins n'avoient qu'elle à combatre. Mais comme il y a très-peu de maladies sans fiévre, j'en parle dans cette occasion comme d'un mal qui est le plus commun à tous les hommes de l'Univers.

Parlant de la fiévre, il est à propos, & sans m'écarter de mon sujet, que je fasse observer au Public qu'il y a nombre de gens en différents Pays qui sont sujets tous les ans à des fiévres périodiques. J'en ai même déja vû quelques-uns dans cette Ville qui sont dans le même cas. Après les premiers remédes on leur fait d'abord prendre le Quinquina. Il est parfaitement bon pour les fiévres intermitentes, pourvû qu'on n'en donne que quelques prises au commencement. Mais si la fiévre revient à un fébricitant, après lui en avoir donné 4. ou 6. ou 8. ou 10. ou 12. prises tout au plus, c'est une marque qu'il ne lui convient pas. Car quoique le Quinquina soit bon de lui-même, il devient insensiblement un petit poison dans le corps des malades, quand on en donne un plus grand nombre de prises que celui que je viens de marquer. Les observations que j'ai fait là-dessus dans différents Hôpitaux font justes ; j'en ferois même part au Public si j'avois le loisir. Mais comme le tems ne me le permet pas, j'en expliquerai les bons & les mauvais effets à ceux qui me feront l'honneur de me consulter là-dessus. L'expérience après cela qu'ils en feront dans la suite les en convaincra mieux que mon raisonnement ; car quand on insiste à donner un reméde qui ne convient pas, le mal se dénature & devient peu à peu un prothé de différentes maladies.

Puisque j'en suis sur le chapitre de la santé & de la vie de l'homme, je ne saurois taire l'étonnement où je suis de voir qu'il y ait nombre d'honnêtes gens de toutes conditions, dans tous les Arts & Métiers, & qui ont de l'esprit, cependant il y en a très-peu qui s'étudient à se bien connoître pour se conserver ; car la plûpart boivent & mangent comme les bêtes, sans se mettre en peine de ce que cela devient.

Vivit, & est vita nescius ipse sua.

Aparament que Salomon qui connoissoit parfaitement le prix de la santé & de la vie, pensoit à ce défaut commun parmi les hommes, lorſqu'il a dit que le nombre des fols étoit infini. *ſtultorum infinitus numerus, ecleſ- cap. 1.*

Le Poëte Glazius qui vivoit après Salomon, voyant que l'abus des alimens précipitoit beaucoup plus de monde dans les ténébres que tous les canons de l'Artillerie, *plus occidit gula quam gladius*, ſe récrie hautement contre la folie de ceux qui ne s'étudient qu'à branler les machoires ſans prévoir ce que leur ouvrage doit devenir.

O Dii, quam magna eſt penuria mentis ubique!
In menſam, quam prona eſt via! quid creditis illam
Inſani? quæ non poteſt ratione probari.
Pone gula metas, ut ſit tibi longior ætas.

Pour revenir aux différens maux qui dérangent le corps humain, il eſt impoſſible aux Médecins de les tous détruire. Ils ont beau faire différens mélanges des drogues, il faut néceſſairement qu'ils ſuccombent à la fin, parce que tous les hommes doivent mourir. *Statutum eſt omnibus ſemel mori, ad hæbr. cap. 9.*

Adverſus certam non extant pharmaca mortem.
Vita ſtat arbitrio noſtra, cadit que Dei.
Illius in manibus vitæ ſunt omnia fila;
Cum libet extendit, cum libet illa ſecat.

En effet, le Seigneur abrége, ou prolonge nos jours comme bon lui femble. Ce qu'il fit en faveur d'Ezechias en eft une preuve convaincante & fans réplique.

Aegrotavit Ezechias ufque ad mortem & venit ad eum Izaïas Propheta. Dixit que ei, hæc dicit Dominus. Præcipe domui tuæ, morieris enim tu & non vives. Flevit itaque Ezechias fletu magno & oravit Dominum. Lib. 4. regum cap. 20.

Le Seigneur connoiffant le fond de fon cœur eut égard à fes prieres & à fes larmes, & lui renvoya le Prophête Izaïe pour lui dire. *Ecce fanavi te & addam diebus tuis quindecim annos lib. 4. Regum cap. 20.*

Quoique le Seigneur ait accordé cette grace à Ezechias, il ne faut pas croire qu'il nous l'accorde à tous de même. Ezechias le méritoit, & le Seigneur avoit fes raifons. Ainfi comme peu de gens le méritent comme lui, je ne confeille pas au refte des hommes de compter fur pareille grace, crainte qu'elle ne leur manque. Il nous eft donc à tous plus avantageux de prendre notre parti en habiles gens & regarder la mort d'un œil tranquile, puifqu'elle commence notre bonheur &

met une fin à toutes nos peines.

Quid mortem horrescis, finemque modumque laborum?
Cur non ut portum stulte quietis amas ?
Seria res omnino , mori , pariterque suave.
Illa semel morbis liberat , illa metu.
Evolat & nulla est homini solertia certa
Qua possit rapida præcludere limina morti.
Non minus occiditur princeps quam curvus arator.
Ista docent veterum nobis monumenta virorum.
Mors pænas omnes finit , mors omnia solvit.
Hora brevis bona cuncta rapit , tunc fabula restat.

Tout ce que je viens de marquer fait bien voir que la mort suit tous les hommes de près. Cependant il ne faut pas que la crainte de mourir nous fasse perdre l'esprit. Il faut au contraire se rassurer là-dessus & faire un bon usage des remédes que le Seigneur nous a fait connoître pour notre conservation. Par ce moyen-là , les uns joüiront long-tems d'une parfaite santé, & les autres la rétabliront quand ils seront malades.

Altissimus creavit medicamenta & vir prudens non abhorrebit illa. Eclef. cap. 38.

Ce passage de l'Ecriture nous fait voir clairement l'estime que le Seigneur fait des remédes , puisqu'il dit lui-même que l'homme sage & prudent ne les méprisera pas. Il porte la chose bien plus loin, pour nous faire voir combien il en fait de cas, puisqu'il ordonne à tous les hommes de respecter les Médecins qui les prescrivent à ceux qui en ont besoin.

Honora medicum propter necessitatem ... disciplina Medici exaltabit caput illius, & in conspectu magnatorum collaudabitur. Eclef. cap. 38.

En effet, le Seigneur a placé sur la Terre plusieurs minéraux & différentes plantes pour notre usage. C'est aux Médecins présentement d'en faire le choix & le mélange. Ainsi tout bien considéré & sans prévention, les personnes qui pensent bien conviendront avec moi que quand les remédes sont bien faits, ils ramennent tous les jours, pour ainsi dire, plusieurs malades de l'autre monde. *Quia*, dit un grand Naturaliste, *medicamenta mortem tanquam virgula retardant. Pline.*

Ce n'est pas à dire que dans le courant de la pratique, il n'y ait quelquesfois des malades qui se trouvent, malgré leur bon tempérament sacrifiés à l'ignorance des Médecins. L'exemple de ce qui est arrivé depuis peu en Bugey reclame ici sa place pour faire un honte public à un ignorant qui exerce la Médecine *ab hoc & ab hac* dans cette Province-là.

Voici le fait. Un Meunier du côté de Nantua Charpentier de Profession & robuste, tomba d'apoplexie sans perdre connoissance & sans qu'aucun de ses membres fût atteint en aucune maniere de paralisie. Un ancien Médecin très-habile & des plus délicats dans la pratique qu'il y ait peut-être dans toute l'Europe, passant-là par hazard, fut apellé à son secours. Les remédes qu'il lui fit prendre firent un si bon effet dans la masse du sang, qu'il reprit aussi-tôt la parole avec une entiere liberté de tous ses sens, tellement que ce Meunier pouvoit vaquer à ses affaires le lendemain. Ce Médecin le voyant bien remis s'en alla.

Mais par malheur & par une fatalité des plus extraordinaire qu'on puisse penser, un parent de ce Meunier ne sachant point que ce Médecin passeroit-là avoit déja envoyé prendre cet ignorant quand le malade étoit tombé. En effet, il arriva dans le tems qu'il n'y avoit plus rien à faire pour son rétablissement. Mais comme cet ignorant ne sait que pas la raison nous dicte,

que c'eſt ſouvent un grand reméde que
de n'en point faire, & qu'il faut abſo-
lument laiſſer le ſoin à la nature d'un
convaleſſant d'achever de ſe dégager,
il ne voulut pas qu'il fût dit qu'il étoit
venu-là, ſans lui rien faire. C'eſt pourquoi il le fit ſaigner & reſaigner comme s'il en avoit eu beſoin, & le ſoir
du même jour pour couronner ſon
ignorance, il lui fit prendre une po-
tion narcotique pour le faire dormir.
Le lendemain le malade ſe trouvant
mal de ſes remédes, il le fit encore ſaigner. Tellement que le troiſiéme jour
ſuivant il partit de grand matin pour
l'autre monde, comme ſi ce voyage
n'avoit pas pû ſe différer.

Lorſque cet ignorant, qui deshon-
nore le Corps de la Médecine, con-
nut la faute groſſiere qu'il avoit fait,
il dit à ſes parents qu'il avoit une cauſe
mortelle & qu'il falloit l'ouvrir. En effet
il fit ouvrir le cadavre en préſence de
quelques perſonnes qui lui étoient affi-
dées. Les plus ſavants Anatomiſtes de
cet endroit-là ſe préſenterent pour voir
cette cauſe mortelle qu'il avoit annoncé. Mais il ne voulut jamais leur per-
mettre d'y être préſents, crainte que
dans la ſuite on ne le mépriſât du tout

fripon qu'il vouloit joüer. *Qui male agit odit lucem. Joan. cap. 3.*

En effet, comme ce joüeur de gobelets est effronté comme le plat d'un barbier, il sortit de la chambre après l'ouverture du cadavre, & dit à tout le monde qu'il avoit trouvé un polype dans son cœur. Mais pour preuve convaincante & sans réplique de sa tromperie, c'est qu'il n'en fit point voir à ceux qui étoient présents. D'ailleurs dans la conjoncture où il étoit de voir pleurer tous les parents de sa famille & d'entendre dire de tous côtés qu'il avoit tué & assassiné un des plus honnêtes hommes de la Province; il auroit dû couper adroitement ce polype annoncé & le mettre sur une assiéte ou dans l'eau de vie pour le faire voir à tout le monde, afin de se justifier du meurtre dont il étoit accusé. C'est pourquoi on l'apelle depuis ce tems-là, le *Médecin du Polype.*

L'histoire suivante qui regarde encore cet ignorant-là, n'est pas moins curieuse que celle du Meunier que je viens de raconter. Un homme riche de son voisinage tomba malade, il avoit une douleur du côté droit, qu'on regardoit comme des vents renfermés ; par bonheur pour lui, cet ancien Medecin dont je viens de parler, se trouvant encore dans ce Païs-là par occasion, fut apellé, & après l'avoir examiné pendant quatre minutes de tems, il reconnut qu'il avoit une tension dans la substance du foye ; ses Parens lui demanderent ce qu'il en pensoit, & il leur répondit que le mal n'étoit dangéreux qu'autant qu'il seroit négligé. Cependant comme ils virent que ce Médecin avoit demeuré si peu de tems à l'examiner, ils s'imaginerent qu'il pouvoit s'être trompé. C'est pourquoi ils envoyerent prendre aussi-tôt ce même ignorant qui avoit déja tué ce Meunier. Quand il fut arrivé, il leur dit que son mal n'étoit qu'une fiévre putride & qu'il en seroit bien-tôt gueri. Cet Ancien Médecin qui méprise souverainement tout ce qu'il faut mépriser dans l'occasion, regarda tous ces gens-là comme une troupe de bêtes chaussées, se retira & laissa le malade entre les mains de cet ignorant-là

Mais comme il le traita pendant quinze jours sans aucune aparence de le pouvoir rétablir ; ses parens vinrent de nouveau consulter cet ancien

Medecin, mais il ne voulu pas revoir le Malade; il se contenta de leur dire sur le récit qu'ils lui en firent, qu'il falloit nécessairement que la tension qu'il avoit au commencement dans la substance du foye fut degénerée en abcès depuis ce tems - là, & que le foye seroit bien-tôt ulceré & qu'il en mourroit; cette antienne mit d'abord l'allarme dans cette famille, mais comme cet ignorant les berçoit toujours dans l'espérance qu'il en reviendroit, ils s'imaginerent que cet ancien Médecin s'étoit trompé cette seconde fois comme ils avoient crû la premiere. Pendant ces entrefaites, les uns & les autres s'endormirent là-dessus comme des sots, & le malade mourut six semaine après.

Comme ni les uns ni les autres n'avoient jamais voulu croire ce que cet ancien Médecin leur en avoit prédit; cet ignorant qui l'avoit toujours traité d'une fiévre putride jusqu'à la mort, proposa de le faire ouvrir, dans la croyance où il étoit toujours que cet ancien Médecin s'étoit trompé. Tous les Parents y consentirent, ils voulurent même être presens à l'ouverture du cadavre. Les plus honnêtes gens du voisinage voulurent également s'y trouver, tellement qu'on en fit l'ouverture.

Tous ceux qui étoient presens, & qui se souvenoient parfaitement bien du polype prétendu du Meunier dont je viens de parler, regardoient avec attention ce joüeur de gobelets pour qu'il ne leur en imposa pas cette seconde fois comme la premiere. Enfin après que le Chirurgien eût fait sur le Cadavre les premieres incisions qu'on fait dans pareille occasion, il fit la démonstration du foye & tout le monde s'aperçut aussi-tôt qu'il étoit ulceré de tous côtés. Tous ceux qui étoient presens à l'ouverture du cadavre, furent surpris & très fâchés en même tems de ce qu'on n'avoit pas crû cet ancien Médecin au commencement. Cet ignorant qui avoit toujours traité le malade d'une fiévre putride jusqu'à la fin, fut encore plus fâché que tous les autres, quand il se vit contraint de donner en public lui-même un soufflet à son ignorance.

Comme il y a toujours dans châque Province quelques personnes qui pensent bien; ceux qui avoient une parfaite connoiſſance des deux aſſaſſins que cet ignorant cuiſtre venoit de faire, dirent hautement que ſi les Gens de Juſtice en prenoient connoiſſance il ne falloit pas douter qu'ils ne le fiſſent attacher aux branches de la premiere Potence. Car enfin, chaque Particulier n'a rien de plus précieux que la vie, & quand il l'a perd fatalement par l'ignorance d'un Médecin qu'il a choiſi pour la conſerver, le chagrin en eſt infiniment plus grand dans ſa famille. Mais qu'attendre d'un aveugle né, qui a paſſé Docteur en Médecine à la faveur d'un broüillard, ſinon des meurtres & des aſſaſſins de ſa part.

J'ai raconté ces deux hiſtoires afin que chaque Particulier qui n'a qu'une vie à perdre, prenne bien garde entre les mains de qui il l'a remet quand il eſt malade. Je les ai raconté pour faire voir au Public que le Corps des Médecins mépriſe ſouverainement un ignorant dans la pratique. J'en ai, dis-je, fait récit pour aprendre à tout le monde que nous ne ſouffrons point de brebis galeuſe parmis nous ſans les faire connoître, & faire voir en même tems que le Corps des Médecins n'eſt pas aſſez glorieux ni vain pour croire qu'il eſt ſans tâche, non plus que les Corps des autres Arts & Mêtiers.

Je reviens preſentement à ceux qui croyent que les Médecins n'ont point de principes certains dans l'Art qu'ils pratiquent. Je ſai que la plupart s'imaginent que la Médecine ne roule que ſur le hazard & les conjectures. Ils ſont en cela dignes d'excuſe, parce que c'eſt un Art qu'ils n'entendent pas ; cependant s'ils réfléchiſſoient bien ſur les paroles de *Seneque*, qui dit qu'on ne peut pas aimer ni mépriſer ce qu'on ne connoit pas ; *ignoti nulla cupido neque contemptus*, ils ſeroient plus réſervés dans leurs idées & changeroient d'opinion & de langage à l'égard des Médecins. Or pour leur faire voir combien ils s'abuſent d'eux-mêmes là-deſſus, l'offre que je fais au Public eſt une preuve entiere de la ſureté de nos principes, & la voici.

J'offre au Public & me charge en même tems de traiter tous les malades qui ſe préſenteront & de les guerir généralement de toutes les maladies dont ils ſeront atteints ; je traiterai pour cela avec eux au ſujet de mes honoraires d'une maniere qu'ils feront contens, & au cas qu'ils meurent dans le courant de leur maladie, leurs Héritiers n'auront rien à payer.

Cependant pour prévenir la mauvaife foi qui pourroit furvenir dans l'efprit de quelques-uns ; les malades remettront entre les mains du Curé de leur Paroiffe, ou de quelques perfonnes de probité ce dont nous ferons convenus, pour qu'ils me le remettent après leur rétabliffement ; je ne le recevrai même qu'après que les malades feront fortis deux ou trois fois de leur maifon pour vacquer à leurs affaires. C'eft même le tems auquel je borne le payement de mes honoraires ; car autrement les uns pour l'éloigner davantage, pouroient me dire qu'ils ne dorment pas, les autres pouroient dire qu'ils n'ont point d'apetit, ou &c.... ainfi pour prévenir toutes ces mauvaifes raifons, je m'en tiendrai à ce que je viens de marquer.

Le dépôt dont je viens de parler, ne regarde que ceux que je ne connoîtrai pas, car les gens de marque n'y ont aucune part, je fai trop bien vivre parmi les honnêtes gens, pour exiger d'eux des pareilles avances ;

c'eft pourquoi je les traiterai également fur leur parole jufqu'à ce qu'ils
foient bien rétablis. Au refte il ne
faut pas que les malades attendent
l'extrêmité pour m'apeller ; la raifon
& le bon fens leur dictent affez que
quand un mal eft incurable, leur rétabliffement eft impoffible.

Les Pauvres, les Médiocres, les
Eccléfiaftiques qui n'ont point de bé-
néfice, les Religieux & les Religieufes
qui n'ont fouvent qu'une penfion mé-
diocre de leur famille, ne payeront
rien; car ce feroit peut-être les déranger
pour toute l'année, que de les obli-
ger à fortir un écu de leur poche.

Comme tout ce qui eft nouveau ré-
veille ordinairement l'efprit & l'attention des curieux. Je m'attends bien à
la critique de quelques-uns. C'eft pourquoi ceux qui auront quelque chofe
de bon à dire me feront plaifir de me
l'aprendre en le faifant imprimer, je
leur répondrai de même dans le courant des vingt-quatre heures fuivantes
afin que les gens de Lettres en puiffent décider, car on juge mieux de la
fcience d'un homme par fes écrits que
par les termes obfcurs & mal penfés
que les ignorants hazardent avec effron-

terie devant ceux qui ne les entendent pas. Je ferai, dis-je, très-exact à leur répondre. Mais il ne faut pas, dit Seneque, que l'envie & la jaloufie des efprits galeux foient de la partie, parque ce font des defauts qui ne font jamais fondés que fur l'ignorance.

Les autres qui penfent à la légere & qui ne jugent de la bonté des chofes que fur les aparences & le prix, diront peut-être que je n'ai ni caroffe, ni laquais, & que l'offre que je fais au Public devroit déja m'avoir élevé au-deffus de la médiocrité; cela eft vrai. Mais pour toute réponfe, je leur dirai que tous les plus Savans Hommes dans les Arts & Métiers qui font à Paris, font tous dans la médiocrité, ou logés dans des greniers.

Sic fapiens tantum quæ funt mediocria curat.

J'en dirois plufieurs belles raifons & fans réplique, fi le détail n'en étoit pas long. Or, fi ces fanfarons qui critiquent les autres fur les aparences étoient fans bien, & qu'ils fuffent obligés d'en gagner avec honneur & en confcience autant qu'ils en ont, ils feroient bien-heureux de fe trouver à la fin au rang & au niveau des médiocres. C'eft pour-

quoi comme je me tiens glorieux d'ê-
tre dans la médiocrité des Hommes
Savants dont je viens de parler, je me
contente pour le préfent de leur dire
que mes paroles & ma plume leur dé-
filleront les yeux quand ils fouhaiteront.

Vir bene veftitus, pro veftibus effe peritus
creditur à mille, quamvis idiota fit ille.

Je ne fai s'il y a des maux vénériens
dans cette Ville. Quoiqu'il en foit,
ceux qui ont ce petit malheur pouront
en toute fureté me le confier, & je
les guérirai fans retour & fans qu'ils
foient obligés de garder la chambre.
Je ne leur prefcrirai pas les frictions,
parce que quand le mercure eft une
fois dans la maffe du fang, il fait quelquesfois beaucoup de ravage dans le
corps des malades, fans compter que
le mercure dans le tems de la faliva-
tion calcine toujours les dents en paffant dans la bouche de ceux à qui on
les donne. J'ai vû dans différents Hôpitaux quelques milliers de perfonnes des
deux fexes à qui on les a donné, &
je puis dire en confcience que je n'en ai
jamais vû un qui n'ait eu en fortant
de là les dents plus ou moins gâtés, fuivant la bonne ou mavaife confiftance

de leurs machoires & de l'émail de leurs dents. Ainsi comme les dents font l'ornement de la bouche & qu'elles nous font très-utiles depuis notre bas âge jusqu'à la mort, il faut nécessairement les conserver dans le courant de la jeunesse pour s'en servir quand on devient vieux. Car je puis dire en général que la prolongation de la vie des vieillards dépend plus de leurs dents que de leur tempérament.

Au reste, il ne faut pas que ceux qui ont eu autrefois quelques maux vénériens s'imaginent toujours d'avoir été bien guéris. Les indigestions, les inquiétudes, la goûte, les maux de têtes, les douleurs vagues, & tant d'autres différents maux que les uns ou les autres ressentent, leur annoncent quelques fois secrettement que ces maux-là tirent leur origine de la vérole. C'est pourquoi quand ils sont mariés, ils ont le chagrin de voir sous leurs yeux des enfants & des petits-enfants tâchés de différente maniere. L'un est bossu ou mal constitué; l'autre a les écroüelles, ou il est noüé, ou bien il est affecté de quelqu'autre maniere dans les visceres, tellement que la plûpart sont quelquesfois d'un fi mauvais tempérament qu'on peut dire qu'ils font auffi moifis dans leur bas âge que les grands arbres le font au bout d'un fiécle dans les Forêts.

Sic mala perpetuis veniunt innexa catenis.

Tout cela paffe enfuite de génération en génération dans les familles, fans que ces innocents puiffent jamais deviner la caufe de leurs maux. Je dis cela en paffant, parce que j'ai vû plufieurs familles tâchées de cette façon-là. Ainfi ceux qui fe trouveront dans le cas feront bien d'avoir un entretien avec moi là-deffus, parce que s'il leur refte quelque virus dans la maffe du fang, il me fera aifé de le détruire.

Je ne faurois me déterminer à finir ce Mémoire fans parler de la faignée. On l'a fait fi fouvent aux malades qu'eux - mêmes s'en rebutent, parce qu'ils fentent bien que nous ne vivons qu'autant que le fang roule dans nos veines. *Omnis anima viventis in fangui-ne.* D'ailleurs il faut obferver que quand on faigne d'un côté, les Vaiffeaux fe rempliffent de l'autre. Car c'eft un principe certain que la nature ne demeure jamais vuide. Cela eft fi vrai, que fi on faigne une perfonne à Midi fes vaiffeaux font aufli pleins une heure après qu'ils l'étoient auparavant.

C'eft pourquoi Vallezius qui guérif-foit tous les malades de fon tems fans les faire faigner, fe raille à mots cou-verts d'une affemblée de Confultans au fujet d'un malade qu'ils avoient en mains ; & comme ils lui avoient déja fait prendre différents remédes fans au-cun effet, ils réfolurent de lui faire quelques faignées pour le rétablir. Comme tous les Médecins ne font ja-mais d'accord, il y en eut un d'entre eux qui leur propofa un lavement nou-veau. Mais comme ils ne l'aprouverent pas, il leur en demanda la raifon, & voici comme la chofe fe paffa.

Les paroles que Vallezius en raporte réclament ici leur place en faveur des malades. Je vais même les raporter mot à mot fans les traduire, crainte d'en diminuer la force.

Quid ergo agendum ? dit l'Auteur du lavement, & les autres lui répondirent.

Mittendum fanguinem.
Quid deinde ? Mittendum rurfus.
Quid poftea ? Mittendum iterum.

En un mot, Vallezius nous fait croi-re par la fuite de fon difcours, que fi l'Auteur de ce lavement avoit continué à leur demander ce qu'il y avoit à faire pour le rétablir, ils lui auroient encore répondu qu'il falloit le faigner jufqu'à ce qu'il fût entierement guéri. C'eft pourquoi Vallezius pour fe moquer de ce jeu de lancette s'écrie hautement. Voilà une plaifante ordonnance pour guérir toutes fortes de maladies !

O formula brevis pro morbis quibus cumque curandis !

Aparament que Moliere avoit lû cet Auteur qui étoit avant lui. Car pour donner une autre tournure à cette raillerie, il difoit en Public *faignare* .... & il le répétoit d'un maniere fi agréable, que tout le monde en rioit avec lui. Cependant une faignée faite à propos eft un très-bon reméde. Mais de la faire à propos, cela n'eft pas commun.

Les fréquentes faignees qu'on fait à Monfieur l'Abbé de Givry pour le guérir d'un mal qu'il n'a certainement pas, fervent d'exemple à tous les malades pour méprifer fouverainement l'abus qu'on fait aujourd'hui de la faignée. Il m'a fait l'honneur de me confulter làdeffus, & je n'ai rien oublié pour l'en détourner; parce que celui qui le traite ne connoit pas seulement la nature de son mal : & s'il continuë de le traiter toujours sur le même pié, il ne faut pas douter qu'il ne le précipite bien-tôt dans les ténébres. Je ne marque rien ici que ce que je lui en ai dit, je lui en ai écrit la même chose ; & si je rapelle cette circonstance dans ce Mémoire, c'est pour engager secrettement quelqu'un à se détacher du nombre de ses amis pour l'en désabuser entierement ; car autrement le Public & moi en particulier, dans la conjoncture où je me trouve d'un Procès, aurons le malheur de perdre un des plus honnêtes-hommes & des plus officieux qu'il y ait dans la Province.

Mr. de Clesne, Directeur du Tabac, est pareillement dans le cas. Celui qui le traite depuis Noël a crû pendant long-tems que son mal étoit un asthme, ou une hydropisie de poitrine. Dans cette incertitude il lui fit faire une saignée au mois de Mars qui l'a conduit à l'hydropisie du bas ventre, dont il est accablé présentement. Cependant malgré l'infortune de ces deux malades, il seroit encore aisé, au travers de toute la mauvaise pratique qu'ils ont essuyés,

E

de leur procurer à l'un & à l'autre en quinze jours de tems une parfaite santé.

Au travers de tout cela, les malades font à plaindre, parce qu'ils ne font que trop fouvent les Bêtes du Sacrifice. Mais je ne faurois excufer un malade qui ne change pas de remédes au bout de 15. jours ou de trois femaines quand il voit que fon mal empire. La vie de l'homme eft courte, & nous ne vivons pas deux fois ; car nous ne reviendrons fur la Terre qu'à la Réfurrection générale de tous les morts, & les remédes alors feront inutiles. *Nec habebit ultra Medicinam.* C'eft pourquoi je ne faurois m'empêcher de dire qu'un malade eft un fot de voir tous les jours augmenter fon mal fans choifir quelque chofe de mieux pour fon rétabliffement.

Hora fugit, culpæ crefcunt, mors oftia pulfat.
Vita fumma brevis, volat irremeabilis ætas.
Quod datur hoc vitæ fpatium mortalibus ufu ;
Non eft crede mihi dignum quod vita vocetur.
Exiguum nobis fpatium eft, & terminus ævi
Eft brevis, ipfa venit tacito mors horrida greffu.
Opprimit incautos, & vitæ gaudia tollit.
Nec quifquam rediit trifti redivivus ab orco ;
Nec caro poft mortem redolet pretiofior una.
Ifta docent veterum nobis monumenta virorum.

Je fuis, dis-je, forcé de blâmer un malade qui ne daigne pas prendre garde à ce qui le touche de près. *Fili in tua infirmitate ne despicias te.* Qui veut-il, quand il s'agit de la vie, qui penfe mieux pour lui que lui-même ? Veut-il attendre du fecours de fes parents ou de fes amis ? Les uns & les autres ne penfent fouvent qu'à joüir au plûtôt de fes dépoüilles, & même ils les lui enleveroient de fon vivant s'ils ofoient le faire. Cela eft fi vrai, que j'ai vù fouvent refufer à des malades de toutes conditions, les chofes les plus néceffaires pour les foulager quand ils les croyoient à l'extrêmité.

Quis tibi fuccurret ? Vel quis tua damna levabit ?
Numquid cognatus, vel frater ? Numquid amicus ?
Hi tua confpectant omnes fibi morte referri.
Te fpernunt vivum & fpectant fpoliare fepultum.
Omnes pracupiunt aurum, placet omnibus aurum.
O miferanda lues totum diffufa per orbem !

Je ne blâmerai pas moins la conduite de ceux qui ont des grands biens, de ce qu'ils n'ont pas l'efprit de choifir un bon Médecin, pour être au moins de compagnie avec eux. Ils s'oublient dans cette occafion-là, comme fi les richeffes les mettoient à l'abri des maladies & de la mort. Ils aiment mieux avoir un plus grand nombre de Laquais dans leur maison qu'un Médecin, & quand ces Laquais sont ensemble, ils critiquent leurs Maîtres & s'en moquent.

Vilia nunc omnes spreta virtute sequuntur.

Tout ce manége fait bien voir combien l'esprit de l'homme est foible & petit en même tems, puisque la plûpart ne daignent pas seulement prévenir la fatalité qui les suit de près. Tout ce manége, dis-je, fait bien voir combien un malade est heureux d'avoir un bon Médecin auprès de lui pour le rétablir, parce qu'au moins ses parens ne deviennent ses héritiers que dans un tems de vieillesse où ils doivent le devenir.

Au reste, pour désabuser entierement ceux qui croyent que la Médecine est un Art qui ne roule que sur le hazard & les conjectures, j'ai fait un offre au Public des plus grands qu'on puisse penser. On n'a qu'à lire ce que je viens de marquer, & tout le monde en conviendra. Car pour faire un offre comme celui-là, il faut nécessairement être assuré de sa pratique. Il faut, dis-je, que les principes de Médecine soient aussi sûrs que les principes de tous les autres Arts & Métiers.

On dira peut-être que j'ai quelques secrets particuliers pour guérir les malades. Je n'ai rien à répondre là-dessus, parce que je ne reconnois point de secret que dans la Confession. Mais je puis dire que ce qu'on apelle ordinairement secrets en Médecine, ne sont que de bons remédes que tout le monde ne prend pas la peine de chercher. Ainsi il ne faut pas que l'offre que je fais au Public fasse ombrage à personne ; car je n'ai que la Médecine ordinaire en mains que j'exerce depuis plus de 40. ans. Je ne voudrois même jamais avoir à traiter que ceux qui sont atteints de maladies chroniques , ou qui sont abandonnés des Médecins.
Curantur dubii Medicis majoribus ægri.

C'est aux malades présentement de profiter de l'offre que je leur fais. Ils en profiteront si bon leur semble, ou bien ils garderont leurs maux pendant leur vie jusqu'au Tombeau.
Hic amissa salus medicam reparanda per artem.

Délibéré à Dijon le 18. *du mois de Juin* 1745. LACHAPELLE DE SORBAC, *Docteur en Médecine de la Faculté de Montpellier.*

Vû & permis d'imprimer à Dijon ce 19. Juin 1745. *BURTEUR.*

www.ingramcontent.com/pod-product-compliance
Lightning Source LLC
LaVergne TN
LVHW021050050726
842519LV00003B/1091